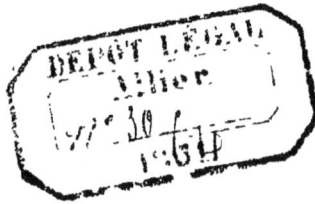
LES EAUX

MINÉRALES

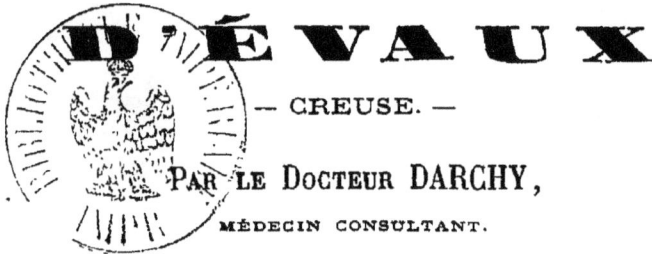

D'ÉVAUX

— CREUSE. —

PAR LE DOCTEUR DARCHY,

MÉDECIN CONSULTANT.

On arrive à la Station Thermale d'Évaux :

NORD , EST et MIDI

par le Chemin de fer du Centre, jusqu'à Montluçon.
Correspondance par Omnibus.

OUEST

Par la Souterraine et Guéret.

MONTLUÇON

IMPRIMERIE & LITHOGRAPHIE CRÉPIN-LEPLOND.

1864

IMPRIMERIE DE H. CRÉPIN-LEBLOND.

A MONTLUÇON.

EAUX MINÉRALES D'ÉVAUX,

— Creuse. —

PAR LE DOCTEUR DARCHY,

Médecin consultant.

Depuis Molière, on a pris l'habitude de critiquer la médecine et les médecins; on accuse la médecine de rester dans l'ornière et de pas suivre, même de loin, les autres sciences dans la voie du progrès.

Le public est excusable, car il ne connaît pas les pièces du procès qu'il juge. Il ignore que l'art de guérir n'obéit en aucune façon à des lois mathématiques, pas plus sous le rapport du diagnostic que sous celui de la thérapeutique; il ignore que chaque malade présente un nouveau problème à résoudre, qu'il n'existe aucune relation entre la maladie et le remède qui doit la guérir, et que les constitution humaines offrent tant de variétés, que les médicaments le mieux appropriés à une affection morbide, l'exaspèrent chez certaines organisations au lieu de la combattre. Il ignore surtout que, malgré ces entraves, d'immenses progrès n'en ont pas moins été réalisés : la chimie a enrichi la matière médicale d'un grand nombre de médicaments précieux, l'anatomie et la phy•:

logie ont doté les médecins de nos jours
d'une sûreté de diagnostic que ne pouvaient
posséder leurs prédécesseurs. Sans doute il y a
bien encore des lacunes à combler et des er-
reurs à rectifier ; mais de ce qu'il reste beaucoup à faire, ce n'est pas une raison pour
nier ce qui a été fait, pour payer d'ingrati-
tude les travaux des générations qui s'étei-
gnent et décourager les efforts des travail-
leurs qui entrent dans la carrière.

De leur côté, les médecins ont eu l'esprit
de ne pas se montrer susceptibles et de ne
pas se laisser décourager par des critiques
qu'ils n'ont point méritées ; d'ailleurs pour
ceux dont l'épiderme est sensible, les com-
pensation ne manquent pas ; car le scepti-
cisme ne tient guère devant la maladie, et
si la lutte a ses défaites, elle n'est pas toujours sans triomphe et sans gloire.

Les railleries du public avaient cependant
quelque apparence de raison à l'égard des affections chroniques. Il y a peu de temps encore
ces maladies faisaient le désespoir des malades et des médecins ; contre elles la thérapeutique se montrait le plus souvent impuis-
sante ; elles ont enfin trouvé leur spécifique
dans les eaux minérales. Le traitement thermal n'a pas mis longtemps à conquérir ses
droits ; c'est un nouveau venu en médecine,
mais son efficacité n'est déjà plus contestée
ni par les malades ni par les médecins. Cela
ne veut pas dire que les eaux minérales sont
une découverte thérapeutique, mais seulement qu'elles comptaient à peine avant nous
dans la pratique médicale. La raison en

est bien simple : les voies de communication datent de ce siècle, chaque jour les routes et les chemins de fer se multiplient sous nos yeux; mais avant la révolution, les voyages étaient difficiles et coûteux, par conséquent les voyageurs étaient rares; d'autant mieux que la fortune publique, concentrée dans un petit nombre de familles, ne permettait qu'à celles-là de faire les dépenses qu'entraînait alors tout déplacement. Il résultait de cet état social qu'une station thermale n'était fréquentée que par les gens riches et les habitants des localités voisines. Dès le moment que les malades étaient peu nombreux et que, des obstacles insurmontables s'opposaient à ce qu'ils le devinssent davantage, les médecins négligeaient une arme thérapeutique qui fut restée inactive entre leurs mains.

Les conditions économiques de notre pays sont aujourd'hui complètement changées; en même temps que les moyens de communication sont devenus plus faciles, plus rapides et moins coûteux, les fortunes se sont divisées, l'aisance a pénétré dans toutes les classes de la population, de sorte que la plupart des malades possèdent les ressources nécessaires pour user d'une médication réservée précédemment à un si petit nombre d'élus. La science n'a pas fait défaut aux malades; quand les eaux minérales ont pu prendre place dans la thérapeutique publique, des praticiens les plus distingués ont étudié consciencieusement leur action curative et leurs divers modes d'administration. Des observations nombreuses recueillies avec soin, des essais tentés avec succès ont donné à la médication thermale la place importante ·qu'elle occupe.

* *
*

La définition de la maladie est aussi difficile à donner que celle de la santé ; néanmoins on peut dire que toutes les fois que les organes n'accomplissent pas régulièrement leurs fonctions, toutes les fois que l'ensemble de l'organisme ou seulement une de ses parties souffre, toutes les fois qu'il se forme dans l'économie une production anormale, il existe un état pathologique qui porte le nom de maladie. La transition entre ces états n'est pas toujours facile à saisir, les limites ne sont pas toujours faciles à poser ; mais s'il y a doute en présence d'une simple indisposition, que l'élément morbide fasse un pas de plus, se caractérise un peu mieux, le médecin et le vulgaire lui-même n'hésitent plus et constatent franchement la distance qui sépare la maladie de la santé.

Les maladies peuvent, pour la plupart, se diviser en aiguës et en chroniques.

Les maladies aiguës surviennent brusquement ; elles ont une durée courte, elles ne sont point héréditaires, la fièvre est leur principal symptôme. Celles-là ne sont point du ressort des eaux minérales.

Les maladies chroniques ont pour caractère dominant leur durée et la lenteur de leur évolution ; elles ne sont pas toujours exemptes de fièvre ni même par moments d'un certain degré d'acuité ; mais au lieu d'être essentielles, elles sont pour ainsi dire individuelles et prennent leur origine dans l'hygiène, l'hérédité, le tempérament ou la constitution.

En dehors de ces deux grandes divisions, il existe encore une autre série d'affections qui ont leur siége dans le système nerveux : ces maladies, dont l'anatomie pathologique n'a pu découvrir la lésion et qui sont inconnues dans leur essence, se rapprochent des maladies chroniques sous le rapport de la durée ; la médecine les a classées, mais elle n'a pu trouver contre elle dans la thérapeutique pharmaceutique ni un spécifique, ni même la plupart du temps un simple palliatif.

Sans les eaux minérales il existerait donc une lacune dans la matière médicale, car c'est précisément dans ces deux dernières classes d'affections morbides que la médication thermale présente les succès les plus constants. Ces succès tiennent principalement à ce que la plupart de ces maladies ont leur cause dans un état constitutionnel et que les eaux ont sur elles une influence à la fois générale et locale, tandis que les autres agents thérapeutiques ne s'adressent jamais à tous les points de l'économie.

Les états morbides qui relèvent du traitement thermal présentent un long catalogue des misères humaines, mais ne trouvent pas indifféremment leur guérison dans toutes les eaux minérales; chaque station thermale présente une spécialité pour le traitement d'une ou plusieurs classes de maladies. Parmi les trois cents établissements que possède la France, Evaux occupe une place importante due à l'abondance de ses sources minérales et à leur valeur thérapeutique ; ses eaux conviennent aux maladies de l'appareil génito-urinaire, aux constitutions lymphatiques et scrofuleuses, au catarrhe des bronches, aux affections herpétiques, au rhumatisme, à la goutte, aux névroses de l'estomac et aux névralgies lombaires, sciatique, cervico-occipitale, etc., etc.

Les affections nerveuses peuvent aller demander leur guérison aux Eaux d'Evaux, à toutes les phases de leur existence; pour les autres maladies l'usage des eaux est contre indiqué lorsqu'elles sont à leur période d'acuité ou à ces états subaigus qui se présentent de loin en loin dans le cours des affections chroniques; c'est répéter, en d'autres termes, ce qui a été dit plus haut, que la spécialité des eaux thermales s'adressait à la chronicité morbide.

Ainsi, dans les maladies de l'appareil génito-urinaire, dans le catarrhe de la vessie, dans la métrite chronique, dans le catarrhe utérin, dans les engorgements, dans les granulations, les ulcérations, les ramollissements, les indurations du col, dans l'aménorrhée, la dysménorrhée, il existe toujours en même temps qu'une affection locale, une atonie générale, cause et le plus souvent résultat de l'état morbide, et des désordres nerveux plus au moins considérables. Sous l'influence des Eaux d'Evaux, la santé générale se modifie rapidement et la guérison locale arrive ensuite tout naturellement.

Les tempéraments lymphatiques et scrofuleux peuvent être le fait de l'hérédité ou provenir des mauvaises conditions hygiéniques qui ont entouré la première enfance. Originelles ou acquises, ces deux affections ne tardent pas à envelopper l'organisation entière et à pervertir toutes ses fonctions. Là encore il s'agit de ranimer une économie languissante, de régulariser le jeu des principaux organes ; les principes minéraux contenus dans les eaux sont absorbés par la surface cutanée et par la muqueuse intestinale, leur tonnicité, qu'on peut rendre facilement excitante par divers procédés balnéatoires va réveiller en même temps l'activité de la circulation et modifier la constitution.

Dans les maladies de la peau, qu'elles soient sèches ou humides, il existe toujours une dépravation des fonctions de la surface cutanée, une altération dans la nutrition et la sécrétion des parties malades. L'action des Eaux d'Evaux produit des modifications salutaires sur les tissus par sa tonicité et même par son excitation, puisque dans certains cas la maladie repasse à l'état aigu avant d'arriver à sa guérison.

Tout le monde connaît le rhumatisme articulaire, mais tout le monde ne sait pas (les médecins exceptés bien entendu) que

presque tous les rhumatisants ont une pré-
disposition naturelle à contracter la maladie, qu'en général ils sont nerveux, lymphatiques et quelque foisscrofuleux. En appre-
nant l'existence d'un élément constitutionnel,
on ne s'étonnera plus que cette maladie
traîne à sa suite des désordres tels que les
engorgements péri-articulaires, les épanche-
ments synoviaux, les altérations osseuses et
les atrophies musculaires. Dans le traitement de ces affections c'est à la fois par leur
composition chimique et par leur haute
température qu'agissent les Eaux minérales
d'Evaux ; les bains, les douches, les étuves
activent la circulation capillaire et par suite
la circulation profonde, la vie revient dans
les articulations où elle était endormie
depuis longtemps et les rend à leurs fonctions naturelles.

Evaux présente des propriétés aussi re-
marquables, des effets thérapeutiques aussi
puissants dans les rhumatismes musculaires,
dans le traitement des névroses de l'estomac et dans celui des névralgies sciatiques,
bombaires, etc., qui portent le nom de
rhumatismes nerveux. Les névralgies sont
des maladies apyrétiques (sans fièvre); la
douleur est leur caractère principal ; fixe
ou ambulante, tantôt légère, tantôt d'une
violence extrême, tantôt continue, tantôt
intermittente, elle se fait sentir sur le trajet
du nerf affecté, s'exaspère ordinairement par
la pression et présente de loin en loin des
points qui semblent des foyers pathologi-
ques, tant la sensibilité y est surexcitée.

Quelle est la nature des névroses? L'anatomie l'ignore. Quel est leur traitement? En
dehors des eaux minérales, la médecine n'a
guère à leur opposer qu'une thérapeutique
incertaine. Elles constituent cependant dans
certains cas une des affections les plus
cruelles qui puissent affliger l'humanité :
on a vu des malades, exaspérés par la violence et la durée de leurs souffrances, se
donner la mort; et même dans les cas
moins graves, les névroses ne tardent pas à
déprimer les forces, la nutrition languit, et
l'organisme affaibli est dans l'impuissance
de réagir seul contre la maladie. C'est dans
ces circonstances que les eaux minérales
montrent leur efficacité : Elles apaisent
d'abord l'éréthisme général, puis elles vien-
nent au secours de l'acte vital, et reconsti-
tuent, par leurs effets toniques, les forces
musculaires qui sont les freins que la nature a destinés à réprimer les désordres
du système nerveux.

Les Eaux d'Evaux ont été analysées par
M. Ossian Henry. Voici les résultats de cette
analyse :

Bicarbonate de soude......... 0 gr. 0500
    —   de chaux........ 0   1520
    —   de magnésie..... 0   0450
    —   de strontiane..... 0   0040
    —   de fer et de man-
ganèse.................. 0   0005
Sulfure de sodium.......... indiqué.

               A reporter...... 0 gr. 2515

Report.....	0 gr.	2515
Sulfate de soude.............	0	7170
— de potasse	0	0050
— de chaux.............	0	0200
Silice, alumine (silicate)......	0	0700
Silicate de soude............	0	1170
— de lithine............	0	0013
Phosphate soluble...........	traces.	
Chlorure de sodium.........	0	1674
— de potassium.......	0	0060
Bromure et iodure alcalins	traces.	
Matière organique azotée...		

1 gr. 3642

Evaux possède plus de vingt sources d'eaux minérales; leur température varie de 20º à 56º; elles produisent des quantités considérables de conferves qui appartiennent aux genres Anabaïna et Zygnema; ces conferves renferment une proportion notable d'iode et rendent de grands services dans le traitement des engorgements articulaires.

Les Eaux d'Evaux ont été rangées dans la classe des *sulfatées sodiques*; mais leurs éléments chimiques sont si complexes qu'il ne faut pas regarder la place qu'elles occupent comme définitive. Ainsi, M. Patissier rapporte une analyse dans laquelle la proportion du chlorure de sodium serait de 2, 1; dans ce cas, les Eaux d'Evaux seraient *chlorurées sodiques*; une des sources les plus abondantes contient 0,00789 de sulfure de sodium, celle-là appartiendrait au groupe des *sulfurées sodiques*. Il faut donc attendre de nouveaux travaux pour trancher la question. L'analyse chimique des eaux minérales est incomplète et jusqu'à un certain point hypothétique en ce sens qu'elle constate seulement la présence des corps simples; elle reconstitue ensuite par le calcul les acides, les bases et les sels. Qu'à l'aide de ces données la chimie ait établi une classification chimique, cela se conçoit; mais qu'on soit parti de là pour déterminer des spécialités thérapeutiques, c'est aller bien vite et bien loin et s'exposer, dans beaucoup de cas, à se heurter contre des résultats acquis, car il ne faut pas l'oublier, en thérapeutique minérale comme en thérapeutique pharmaceutique, l'observation seule peut dicter des lois.

De leur place dans la classe des sulfatées sodiques on a tiré la conclusion que la propriété curative des Eaux d'Evaux résidait dans leur action sédative. Il y a évidemment là une grosse erreur: on pourrait à la rigueur attribuer leur efficacité dans le traitement des névroses ou des catarrhes bronchiques a leur effet sédatif; mais dans les scrophules dans les maladies de peau, dans le rhumatisme articulaire ce n'est certe pas par la sédation qu'on peut expliquer leurs succès. M. Durand-Oardel dit lui-même : — « Il n'existe pas toujours des relations très directes entre la composition chimique des eaux minérales et leurs propriétés thérapeutiques. »

On a mis aussi les Eaux d'Evaux au rang des sulfatées sodiques faibles. Cette qualifi-

cation a l'inconvénient d'être ambiguë ; elle
serait erronée si elle avait la prétention de
désigner autre chose que la quantité des
éléments chimiques ; car un corps n'est mé-
dicamenteux qu'à une certaine dose déter-
minée, en de-çà et au-delà de cette dose il
est étranger à la thérapeutique. Il y a des
eaux minérales qui portent le nom de *fortes* ;
ces eaux dépassent la dose thérapeutique,
et pour les ramener à l'état de médicament,
on est obligé de la couper avec du lait ou
avec de l'eau ordinaire. De ce qu'elles sont
trop fortes, serait-il conséquent de dire que
les autres sont faibles ! M. O. Henri fils qui
s'est occupé spécialement de la question, a
trouvé que l'absorption des sels se faisait
mieux à une faible dose qu'à une dose éle-
vée. Le problème n'est donc pas encore ré-
solu, par conséquent ces dénominations sont
mauvaises ; d'abord parce qu'elles désignent
mal les propriétés curatives des eaux minérales, en second lieu parce que, n'étant
vraies que sous le rapport chimique , elles
ont l'inconvénient d'induire en erreur les
malades et les médecins qui n'ont pas fait
une étude spéciale de la matière.

Dans le courant du siècle dernier un aca-
démicien, nouveau don Quichotte, s'avisa de
déclarer la guerre aux moulins à vent Il
entassa calculs sur calculs et trouva : d'abord
que les aîles étaient trop courtes, puis qu'elles
étaient trop longues ; une fois que leur nombre devait être réduit à trois, une autre fois
qu'il devait être porté à cinq. Aucune de
ses théories ne soutint l'épreuve de l'expé-

rience ; mais son travail aboutit à vérifier mathématiquement que toutes pièces de l'antique machine étaient dans l'accord le plus parfait avec les lois de la mécanique. Les moulins à vent l'avaient échappé belle.

On se tromperait si l'on voyait dans cette anecdote une raillerie à l'adresse des chimistes et des praticiens distingués qui se sont occupés des eaux thermales ; il en faut seulement conclure qu'en médecine on doit y regarder à deux fois avant d'affirmer des lois théoriques qui ne sont pas d'accord avec l'expérience et l'observation.

Sous ce dernier rapport, Evaux a fait ses preuves ; sa station thermale ne date pas d'hier, elle remonte aux Romains, dont les piscines servent encore de réservoirs à l'établissement actuel.

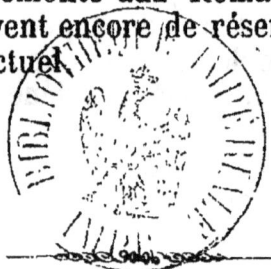

IMP CRÉPIN-LEBLOND.

www.ingramcontent.com/pod-product-compliance
Lightning Source LLC
Chambersburg PA
CBHW050421210326
41520CB00020B/6689